MANUALES
DE LA SALUD

Causas • Características generales
Diagnóstico • Tratamiento • Prevención

MANUALES
DE LA SALUD

Depresión

Carlos Florido Caicedo, M.D.
PROFESOR ASOCIADO DE LA FACULTAD DE MEDICINA
DE LA UNIVERSIDAD NACIONAL DE COLOMBIA

Diana Zulima Urrego Mendoza, M.D.
PROFESOR ASOCIADO DE LA FACULTAD DE MEDICINA
DE LA UNIVERSIDAD NACIONAL DE COLOMBIA

intermedio

Manuales de la salud
Depresión

© 2007, Carlos Florido Caicedo
© 2007, Intermedio Editores, una división de
Círculo de Lectores S.A.

Director editorial
Alberto Ramírez Santos

Edición
Leonardo Archila Ruiz

Diseño y diagramación
Adriana Amaya Grimaldos

Diseño de carátula
Diego Martínez Celis

Producción
Ricardo Iván Zuluaga

Licencia de Intermedio Editores Ltda.
para Círculo de Lectores S.A.
Calle 67 N° 7-35 piso 5to
gerencia@intermedioeditores.com.co
Bogotá, Colombia
Primera edición, agosto de 2007

ISBN tapa dura: 978-958-709-586-9
ISBN tapa rústica: 978-958-709-789-4
Impresión y encuadernación
Printer Colombiana S.A.
Calle 64 N° 88A-30 Bogotá, Colombia

A B C D E F G H I J
Impreso en Colombia - *Printed in Colombia*

CONTENIDO

Introducción

La depresión se puede definir, en principio, como una alteración del estado de ánimo de una persona, que se traduce en una exageración persistente de sentimientos de tristeza.

Es probable que todos los individuos hayamos experimentado en algún momento de nuestras vidas episodios de gran tristeza y de depresión. Ahora bien, tal como se verá en este libro más adelante, la enfermedad llamada depresión abarca muchos otros aspectos diferentes de la simple tristeza o "depre" como suelen decir los jóvenes.

La depresión llega a comprometer de tal manera a quien la padece, que con relativa frecuencia puede incluso poner en riesgo su vida. En efecto, un importante porcentaje de suicidios tienen que ver con la depresión.

Aspectos históricos

Cuando se habla de la depresión, se tiene la tendencia a catalogarla como una enfermedad de estos tiempos modernos, tan llenos de angustia y de estrés. Pero esto no es cierto, ya que existen evidencias de que desde la antigüedad el ser humano ha padecido y se ha preocupado por esta y por otras enfermedades mentales.

Los antiguos griegos, por ejemplo, tocaron el tema de la enfermedad mental con bastante frecuencia. De hecho, la teoría de los cuatro humores, que fue probablemente expuesta por Empédocles por primera vez, y que más tarde fuera inmortalizada por Hipócrates –el más célebre médico

dico griego, hacia el año V antes de Cristo–, hablaba de que el equilibrio entre cuatro esencias denominadas humores que tenían todos los individuos, daba como resultado un estado de salud o de enfermedad. Estos cuatro humores eran la sangre, la flema, la bilis blanca y la bilis negra. Inclusive con base en dicho principio, se caracterizaron los diferentes tipos de personalidades dependiendo del humor predominante en cada una de ellas; así, se hablaba de cuatro tipos de personalidades: el sanguíneo, el flemático, el colérico y el melancólico.

La palabra melancolía procede de las palabras griegas *melas*, que significa negro y *chole*, que significa bilis. Entonces, el individuo melancólico era aquel en quien predominaba la bilis negra sobre los otros humores, y se relacionaba la melancolía con el bazo ya que se tenía la creencia de que era ese órgano el responsable de producirla.

Hipócrates menciona la melancolía en su libro *Las epidemias* y allí se refiere a la relación entre dicho estado y la bilis negra; describe al individuo afectado como una persona que está triste y abatida para la cual la vida no tiene una proyección futura sino más bien retrospectiva, es decir, vive de sus recuerdos pero más allá de ellos la vida no tiene sentido.

Celso, un médico romano del siglo I de nuestra era, también mencionó la melancolía en sus escritos, pero tal vez fue Areteo de Capadocia, también en el siglo I, quien más se ocupó por la depresión en la Antigüedad, al describirla de esta manera: "Congoja del espíritu fijada al pensamiento, sin fiebre". Pero no solo se limitó a este tipo de descripciones. Fue justamente Areteo quien por vez primera estableció una conexión entre la depresión y la manía o la locura y habló de que algunos pacientes después de tener estados de depresión pasaban a tener brotes de manía sin mediar nada aparente. Para él la melancolía era una especie de "locura primaria" de la cual derivaban las demás. Por ejemplo decía que cuando la bilis negra era producida, causaba depresión; pero que si continuaba produciéndose y alcanzaba el cerebro, lo afectaba de una manera diferente, produciendo manía.

Galeno fue el médico romano más importante y vivió hacia el siglo II. Su importancia fue tan grande, que aún hoy en día a los médicos se les suele denominar galenos. Él también se encargó de esta enfermedad y describió incluso tres tipos de melancolía: la cerebral, la digestiva y la generalizada.

Hacia el siglo V, un monje llamado Casiano describió una enfermedad que denominó "enfermedad de los monjes" y que muy probablemente se trataba de la depresión, si se tiene en cuenta que en sus descripciones hacía referencia a aspectos como aburrimiento, abatimiento, sensación de que "todo se le viene encima" y tedio vital.

En el siglo VII, san Isidoro de Sevilla definió la melancolía como "angustia del alma, acumulación de espíritus demoníacos, ideas negras, ausencia de futuro y una profunda desesperanza" (ya en ese entonces se hablaba de desesperanza).

El Renacimiento se ha considerado como una de las épocas más marcadas por la melancolía. Existen de hecho muchos escritos de esta época en los que la melancolía se describe como una especie de dolor moral, o que mencionan algunas de las manifestaciones de la depresión, como por ejemplo la dificultad para levantarse por la mañana o la dificultad para emprender tareas relativamente sencillas.

Fue un médico del Renacimiento, Francesco Gerossa, quien tal vez propuso el primer tratamiento farmacológico para la depresión; inventó un jarabe con más de cien componentes.

Ahora bien, aunque se habían escrito muchos tomos sobre la depresión y la melancolía (habría que destacar también el libro *Anatomía de la melancolía* de Robert Burton) se le atribuye al inglés Right el primer tratado realmente serio sobre la melancolía en el siglo XVI. Durante los siglos siguientes muchos médicos y tratadistas se interesaron en el tema y dejaron sus testimonios para la posteridad.

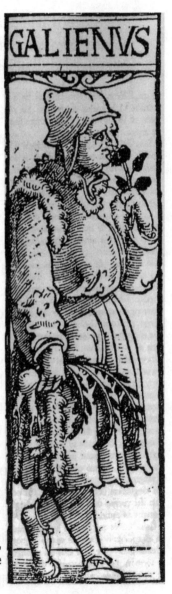

Frontispicio de la obra *Spiegel der Arzney*, del botánico Otto Brunfels, 1540, en la que se representa a Galeno.

Muchos han sido los métodos terapéuticos propuestos para combatir la depresión. Por mencionar solo algunos: gran multitud de jarabes y preparados, inhalación de vapores, purgantes, vomitivos, una silla giratoria en la que se ponía al paciente a dar vueltas hasta marearlo, y más recientemente, ya en entre los siglos XIX y XX, los choques eléctricos, que aún hoy en día, en casos realmente excepcionales, se continúan utilizando.

Durante el siglo XX se hicieron enormes avances no sólo en el amplísimo campo de la Medicina sino también en el de la salud mental y particularmente en el que tiene que ver con la depresión. Nuevas tendencias en el manejo de la enfermedad, diferentes teorías acerca de su origen, de sus causas y de su prevención han sido expuestas. No obstante, aún quedan, como será expuesto a lo largo de este libro, múltiples interrogantes que esperan una respuesta.

La depresión es una afección bastante antigua y muy compleja. Para quien se encuentra por fuera de la dinámica del depresivo, resulta relativamente sencillo exponer teorías, explicar reacciones, proponer manejos terapéuticos y dar consejos, como "esfuérzate por ser feliz", "la vida es bella", etcétera, que en realidad de nada sirven a un individuo que de verdad siente que se está muriendo interiormente, que está destruido moral, físicamente y afectivamente.

Tratamos en este libro, entonces, de mostrar la depresión desde una visión amplia para que entendamos de una mejor manera el drama de quienes sufren esta enfermedad, que según la Organización Mundial de la Salud (OMS) es la primera causa de discapacidad y afecta a más de 300 millones de personas en el mundo.

Los trastornos afectivos

Una caída desenfrenada conduce al vértigo,
Giros con aroma a sal, visiones de nieve,
colores de cal, ¿me contengo?
DZUM

El estado de ánimo puede definirse como una emoción que afecta todos los aspectos de la vida de un individuo. Emociones como la ansiedad, la ira, la melancolía, la tristeza y la alegría se presentan cotidianamente sin que representen un problema para las personas y su entorno, configurándose como una reacción normal y adecuada al estímulo que las causa.

Sin embargo, en algunos casos el estado de ánimo persiste en el tiempo acentuándose y llegando a afectar el desarrollo de las actividades diarias del individuo, en el área familiar, laboral y personal. En este caso se habla de trastornos del estado de ánimo o del afecto.

Estos trastornos se clasifican según el DSM IV (*Diagnostic and Stadistical Manual of Mental Disorders*) en cuatro grandes grupos de acuerdo con las características que presentan, la causa y la persistencia en el tiempo:

- Trastornos depresivos: se definen como un estado de ánimo deprimido o irritable, con marcada disminución del interés o de la capacidad de disfrutar las actividades cotidianas, acompañado de otros síntomas depresivos. Tiene más de dos semanas de duración.

- Síndrome maniaco depresivo o trastorno bipolar: es un estado de ánimo que implica la presencia de episodios maniacos (hiperactividad, ideas de grandeza, insomnio) alternados con episodios depresivos.

- Trastornos del estado de ánimo producidos por sustancias: se trata de aquellos estados de ánimo que se presentan como consecuencia del consumo de sustancias psicoactivas o de ciertos medicamentos, o como resultado de la exposición a algunas toxinas.

- Trastornos del estado de ánimo asociados a una condición médica general: se presentan en aquellas enfermedades diagnosticadas o no, que producen una alteración en el estado de ánimo. Se consideran un efecto fisiológico de la enfermedad.

CLASIFICACIÓN DE LOS TRASTORNOS AFECTIVOS
Trastornos depresivos
Síndrome maniaco depresivo
Trastornos producidos por sustancias
Trastornos asociados a una condición médica general

Solamente aquellos que han sufrido un episodio depresivo comprenderán con facilidad que la depresión no depende de uno mismo. Por lo tanto, no se trata de un estado que sea elegido y en el cual se desee permanecer; se trata, por el contrario, de una lucha continua contra uno mismo y contra el manto negro que le impide al individuo verse incluso a sí mismo.

Este libro pretende dar a conocer al lector las características generales de la depresión, sus posibles causas, su diagnóstico y su tratamiento con el fin de facilitar el reconocimiento y la comprensión de una enfermedad en la que el apoyo de las personas cercanas al paciente es uno de los pilares para su recuperación.

La depresión

La depresión es una enfermedad que a menudo no es percibida por la persona que la padece y que suele ser ignorada por las que la rodean, llegando inclusive a ser catalogada como una debilidad de carácter o una suerte de flojera para enfrentar la vida por la gran mayoría de las personas que desde afuera observan a aquellos individuos que tienen depresión, pero que no la han padecido.

Existe una tendencia generalizada a que se presente una falta de conciencia de la enfermedad, debido fundamentalmente a la manera popular de ver este tipo de trastornos y a la creencia estigmatizante que existe alrededor de las enfermedades psíquicas y emocionales, lo que dificulta la aceptación de la enfermedad tanto del sujeto como de su familia.

Sin embargo, es importante anotar que todas las personas pueden presentar en algún momento de su vida un episodio depresivo. Se ha descrito la posibilidad de que a los 70 años un 27% de los hombres y un 40% de las mujeres hayan presentado un episodio depresivo.

Según encuestas realizadas en los Estados Unidos, el 6.4% de la población adulta ha presentado un episodio depresivo en el último año y un 12.5% lo presentará a lo largo de su vida.

En el caso de Colombia se ha encontrado que entre un 15% y un 19.6% de la población ha presentado alguna vez en su vida algún tipo de trastorno depresivo.

La prevalencia de la depresión es mayor en mujeres que en hombres; también es mayor en pacientes que sufren de enfermedades crónicas o graves y en ancianos. Llama mucho la atención el hecho de que últimamente se ha presentado un aumento en la detección de casos de trastornos depresivos en niños y en adolescentes.

Las manifestaciones iniciales que suelen interpretarse como de origen físico, son las que llevan al paciente a la consulta médica; se calcula que solamente una tercera parte de los pacientes a quienes se les ha diagnosticado depresión, han consultado justamente por el síntoma depresión.

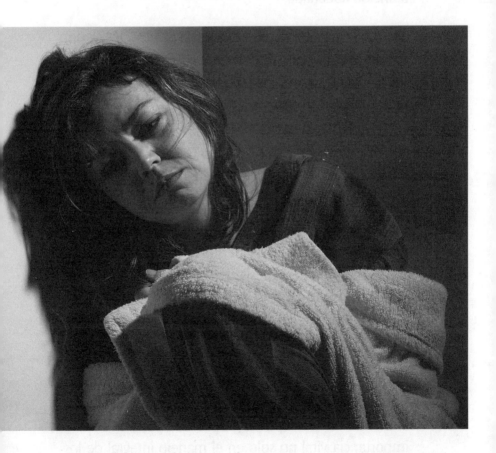

En un estudio de salud mental realizado en Colombia en el año 2003, se encontró que un 98% de pacientes con enfermedades mentales había tenido alguna consulta en el sector salud con médicos generales o con médicos no psiquiatras y que solamente uno de cada diez de estos pacientes había recibido una atención adecuada.

La Organización Mundial de la Salud (OMS), por su parte, ha indicado que cerca del 90% de las personas que padecen algún trastorno de tipo emocional, consultó al médico en algún momento de su vida, pero que muchos de ellos no fueron diagnosticados o tratados adecuadamente.

En este punto, es necesario comprender que convivir con una persona que sufre de depresión significa compartir con un enfermo que así no presente ningún signo externo evidente de incapacidad física o de enfermedad, necesita de condiciones especiales para su cuidado.

Dentro de estas condiciones especiales, además de un adecuado apoyo médico y un apropiado manejo farmacológico, se requiere un constante acompañamiento de la familia, los amigos y los compañeros cercanos. La existencia de este tipo de grupos de apoyo es de una importancia vital no solo en el manejo integral de los trastornos depresivos sino de manera muy especial en el tratamiento y en la prevención de sus crisis, según se verá mas adelante en los apartes de este libro dedicados al tratamiento y a la prevención de esta enfermedad.

Definición y manifestaciones de la depresión

El trastorno depresivo es una enfermedad frecuente que afecta el estado de ánimo de un individuo y que se caracteriza por presentar uno o más episodios de ánimo deprimido, disminución de la autoestima, ideación suicida, persistencia de culpa por diferentes acontecimientos, alteraciones en la alimentación y en el sueño, disminución de la capacidad de concentración y pérdida del interés en las actividades cotidianas sin motivo aparente.

La persona deprimida suele estar triste, desanimada, con pérdida de la esperanza por la vida y por sus actividades cotidianas. Suele referir sentirse como si estuviera en un agujero negro sin fondo, en el que no encuentra una salida; esta situación lo vuelve más irritable y menos tolerante ante situaciones que lo rodean.

Al mismo tiempo, el individuo deprimido pierde el interés en la mayoría de las actividades cotidianas, incluyendo aquellas que antes le despertaban gusto y placer, realizando con un gran esfuerzo y lentitud aquellas indispensables para mantenerse vivo, debido a la fatiga muscular y al cansancio que siente. Suele presentar alteraciones de tipo psicomotor en los que alterna episodios de agitación, ansiedad e intranquilidad con episodios de quietud, silencio y llanto.

PRINCIPALES CARACTERÍSTICAS DE LA DEPRESIÓN
Ánimo deprimido
Disminución de la autoestima
Ideación suicida
Culpa
Alteraciones de la alimentación
Alteraciones del sueño
Disminución de la concentración
Pérdida de interés

Se presenta además mucha dificultad para la concentración y pérdida de la memoria; por lo tanto, actividades que antes de enfermarse la persona realizaba con mucha facilidad, tales como conducir vehículos, cuidar a los hijos, preparar alimentos, desarrollar actividades laborales o tomar decisiones, se convierten en motivo de desespero y ansiedad.

A lo anterior también se agrega un sentimiento de minusvalía, es decir, de no servir para nada, de sentir que todo lo hace mal, que tiene la culpa de todo lo malo que sucede y que si algo sale mal es solamente porque él esta presente.

Cualquier reacción a situaciones que para otra persona pueden parecer sencillas es tomada por el enfermo deprimido como terrible, lo cual aumenta sus ideas de incapacidad, llegando incluso a tener enormes deseos

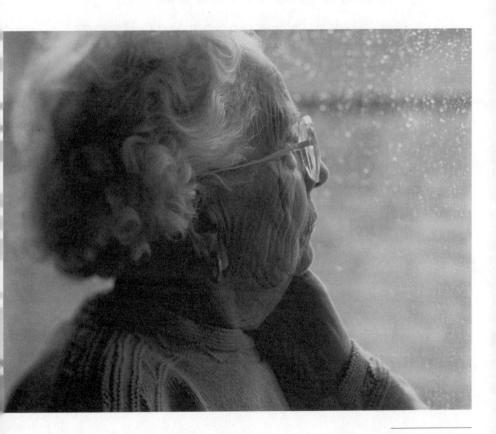

de morir, con pensamientos constantes acerca de que su muerte podría librar a los demás de su penosa existencia. Se ha documentado que hasta un 15% de las personas deprimidas se quitan la vida. La depresión ha terminado por convertirse, en algunos países, en la primera causa de suicidio.

- Las alteraciones del apetito pueden variar desde una pérdida significativa de peso secundaria o la pérdida del apetito, hasta una ganancia inusual de peso por un aumento marcado en el consumo de alimentos.

- Además de los síntomas que se han descrito, la gran mayoría de las personas deprimidas presentan alteraciones en su vida sexual. Dichas alteraciones suelen manifestarse en la forma de bajo o nulo interés en mantener relaciones sexuales y ausencia de deseo, que se convierten en motivo de desespero y ansiedad tanto para el paciente como para su pareja.

- Al tiempo que lo anterior ocurre, la baja autoestima le hace pensar al individuo deprimido que es incapaz de amar y de ser amado, y por lo tanto de producir o recibir placer. Se genera así una magnificación se estos pensamientos y sensaciones de culpa que pueden afectar la relación afectiva con su pareja estable.

Como se ha visto, las manifestaciones de la depresión son múltiples y variadas. Es necesario entonces, estar en la capacidad de reconocerlos para, si es el caso, acudir al personal especializado de salud para su diagnóstico y su eventual tratamiento.

Factores relacionados con el origen de la depresión

El significado de la enfermedad a lo largo de la historia ha evolucionado como construcción social y cultural. El conocimiento se construye y reconstruye a través de la interacción y de la comunicación de la vida cotidiana; así se establecen realidades comunes sobre lo que sería estar sano o enfermo.

Estos procesos de significación son aceptados por la comunidad e influenciados por el desarrollo de las ciencias médicas, la historia económica y política, el concepto del cuerpo y los avances científicos y técnicos de otras disciplinas.

Por este motivo, cuando se abordan temas relacionados con la salud, hablar de causas puede ser inadecuado, ya que las enfermedades no aparecen directamente relacionadas con una sola causa, sino que suelen ser el resultado de un conjunto de factores que traen como consecuencia la manifestación o manifestaciones de alguna determinada enfermedad. Este aspecto es aún más relevante cuando se habla de la salud mental, sobre todo en lo que tiene que ver con la alteración de las emociones.

Los nuevos enfoques en el estudio del proceso salud-enfermedad, se centran en las relaciones entre los factores sociales, económicos, psicológicos y biológicos que rodean al individuo y que influyen directamente en la aparición y en la manifestación de la enfermedad.

En este libro abordaremos aspectos relacionados con cada uno de ellos en relación con la depresión.

Factores individuales

La edad, el sexo, la personalidad, la herencia genética y los factores biológicos son considerados con frecuencia factores de riesgo importantes para el desarrollo de trastornos depresivos.

La edad

En cuanto a la edad, se ha descrito que la depresión puede presentarse en todas las etapas de la vida, desde la niñez hasta la fase de adulto mayor. Sin embargo, se presenta mayor incidencia entre los 25 y los 40 años. Se han observado como periodos de alto riesgo para el inicio de los síntomas la adolescencia y el convertirse en adulto mayor, edad que coincide con la aparición de enfermedades crónicas.

Es necesario tener en cuenta que los síntomas depresivos son los mismos para los diferentes grupos de edad, lo que varía es la intensidad de cada uno de ellos. En la adolescencia y la niñez, predominan los síntomas físicos, la irritabilidad y el asilamiento social; mientras que en el adulto es más frecuente encontrar alteraciones en los patrones de sueño, lentitud motora e ideas de minusvalía.

El sexo

El sexo parece ser un factor de vulnerabilidad debido a características constitucionales inherentes a uno y a otro. Por ejemplo, las mujeres presentan una mayor susceptibilidad para presentar episodios depresivos, puede hablarse de que por cada dos mujeres con la enfermedad, se encuentra solamente un hombre con el trastorno.

Estas diferencias se han tratado de explicar mediante diversas teorías entre las que se encuentran: los cambios hormonales propios de las mujeres, algunas alteraciones fisiológicas y mayores responsabilidades cotidianas que se convierten en factores de estrés.

La herencia

La herencia puede predisponer a la presencia de depresión. Las personas que tienen un antecedente de depresión en su familia tienen mayores probabilidades de desarrollar un episodio que las que no lo tienen. Al mismo tiempo, el tipo de personalidad previa a la enfermedad predispone a la presencia de depresión, por ejemplo los obsesivos compulsivos, los dependientes y los histéricos son más vulnerables a la enfermedad. A esta situación se le denomina personalidad premórbida.

Factores biológicos

Dentro de los factores biológicos se han descrito alteraciones bioquímicas en los neurotransmisores cerebrales como la serotonina, la dopamina, la noradrenalina y la acetilcolina entre otros; también alteraciones del sistema endocrino (que está constituido por las glándulas de secreción interna (ver figura 1) y otras alteraciones fisiológicas producidas por enfermedades generales.

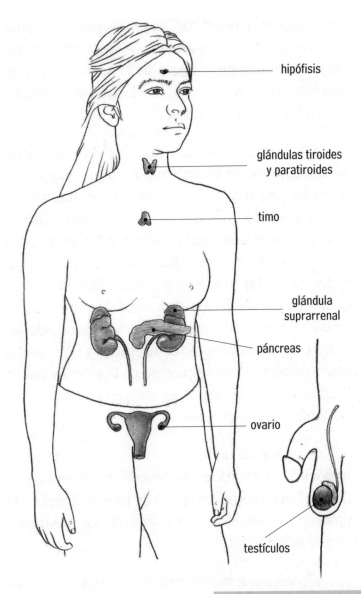

hipófisis

glándulas tiroides y paratiroides

timo

glándula suprarrenal

páncreas

ovario

testículos

Figura 1. *El sistema endocrino.*

Los neurotransmisores son sustancias que transfieren información dentro del cerebro. Se ha observado que existe relación entre el origen de la depresión y la alteración en los receptores, la producción bioquímica y la acción de estas sustancias.

Esta propuesta no es nueva. Como ya se ha indicado anteriormente, desde tiempos antiguos Hipócrates defendió una teoría que relacionaba el balance de los humores del cuerpo y el temperamento; Galeno propuso que el adecuado equilibrio entre las pasiones y el cuerpo era necesario para hablar de salud física; y dentro de las teorías anatómicas, Robert Burton desarrolló el *Tratado de la anatomía de la melancolía*. Sin embargo, con el surgimiento de la medicina moderna, todos estos conceptos fueron relegados a un segundo plano centrando todo el proceso de la enfermedad en la unicausalidad del agente, es decir, en la teoría de que una enfermedad tenía una sola causa.

A principios de los años noventa se retomó el estudio de la neurociencia del comportamiento y se desarrollaron teorías del efecto de las emociones en el proceso de enfermedad determinando las vías fisiológicas que la producen.

Dentro de los mecanismos descritos, se encuentran las alteraciones del sistema inmune y las alteraciones endocrinas que determinan el nivel de vulnerabilidad del individuo a la enfermedad.

Estas interacciones pueden evidenciarse al confirmar que existe una relación entre los aspectos cognitivos, comportamentales, afectivos y psicológicos del individuo, a través de la integración del sistema nervioso, que explicarían el impacto de la depresión en la salud.

Estructuralmente, las vías de la regulación autónoma del sistema nervioso, de la regulación del afecto y de la atención, están relacionadas entre sí e incluyen circuitos inhibitorios entre la corteza cerebral de la región frontal (ver figura 2), que evolucionaron desde estructuras que regulan la actividad rítmica del sistema cardiovascular.

La falta de equilibrio de comportamientos negativos como los que se presentan en la depresión, están asociados con circuitos, procesos y mecanismos inhibitorios del sistema nervioso autónomo.

Se ha propuesto también que las emociones constituyen un tipo de patrón de acción fijo (PAF), que influye de diversas maneras en los mecanismos que regulan las acciones motoras, es decir los movimientos y en el funcionamiento del sistema endocrino.

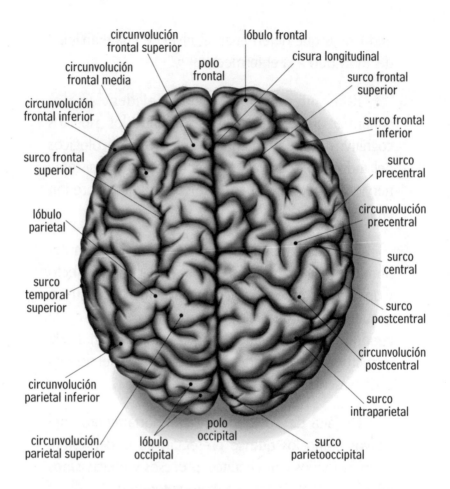

Figura 2. Aspecto exterior del cerebro.

Por lo anteriormente expuesto, al producirse las emociones pueden causar alteraciones en el funcionamiento de los sistemas nervioso central, inmune, endocrino y cardiovascular, afectando de esta manera el estado general de salud del individuo.

Se ha señalado como uno de los mediadores de este proceso a unas sustancias denominadas citoquinas, que son proteínas producidas por algunas células del sistema inmune y que regulan algunas funciones celulares. Las citoquinas generalmente se secretan como respuesta al trauma y a la infección.

Factores sociales

Entre los factores sociales se encuentran el estado civil, la cultura, el nivel socioeconómico, y la presencia de eventos vitales estresantes o traumáticos.

El estado civil

El estado civil se ha convertido en uno de los factores de riesgo más comunes para presentar síntomas depresivos. Se ha descrito que el matrimonio es un factor de riesgo en las mujeres pero se constituye en un factor protector en el hombre.

Esta diferencia se ha tratado de explicar con diferentes teorías, dentro de las que tiene una especial importancia la presencia de violencia de género hacia la mujer, en la medida en que se la somete a maltrato físico y con mayor frecuencia a maltrato psicológico silencioso desencadenando una depresión. Es importante anotar que las personas que no tienen vínculo afectivo alguno, presentan mayor riesgo de depresión, que aquellas que mantienen una relación.

La cultura

La cultura tiene un rol importante para la enfermedad depresiva. Existen patrones culturales que influencian la forma de presentación de los síntomas de una depresión.

En aquellos casos donde el comportamiento general es de aislamiento e introversión, es decir más individualista, es más difícil realizar un diagnóstico, ya que predominará la somatización (manifestaciones físicas de la enfermedad) sobre los síntomas psicológicos. Lo contrario sucede con culturas más sociables y cooperativas, donde la detección de los casos y la expresión de los síntomas será más evidente.

Al mismo tiempo, los roles y patrones de conducta determinados dentro de la sociedad protegerán o se convertirán en factores de riesgo de acuerdo con el grado de exigencia para cada uno de los individuos que la conforman.

Las condiciones socioeconómicas

Las condiciones socioeconómicas desfavorables predisponen a la depresión. Se han realizado estudios que demuestran que si se tiene un grupo de sujetos sometidos a condiciones económicas desfavorables, con malas condiciones de calidad de vida, se genera un conjunto de alteraciones negativas que afectan la res-

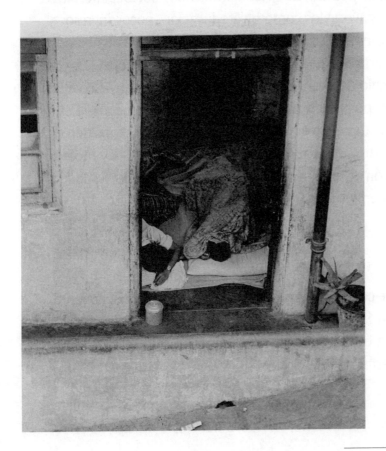

puesta de los sistemas inmune, endocrino y nervioso, que predisponen a la manifestación de enfermedades como la depresión, sin excluir otros factores como la herencia o los hábitos.

Se establece entonces un mecanismo doble a manera de círculo vicioso alrededor de la enfermedad: por un lado, las condiciones socioeconómicas desfavorables como baja educación, pocos ingresos y desempleo, favorecen emociones negativas generando cambios fisiológicos y patológicos y, por otro lado, el estilo de vida y el comportamiento que subyacen a un grupo poblacional en condiciones de pobreza que está expuesto a más factores de riesgo negativos, inciden en la disminución de la capacidad de respuesta y motivación para superarlos, generando así, como resultado, la enfermedad.

Los eventos vitales

Se consideran eventos vitales aquellos acontecimientos en la vida de las personas que generan niveles altos de estrés y condiciones difíciles en un momento determinado.

El matrimonio, la pérdida del empleo, la separación, el divorcio, un nuevo trabajo, la muerte de un ser querido, el nacimiento de un hijo o el diagnóstico de una enfermedad crónica, se consideran eventos vitales. Es necesario aclarar que cada individuo responde de una manera distinta ante eventos vitales iguales y por lo tanto pueden afectarlo en diferentes grados según su capacidad de adaptación, generando en un momento determinado una depresión.

Clasificación y criterios para diagnosticar la depresión

Los criterios para clasificar la depresión fueron determinados universalmente por el DSM IV (*Diagnostic and Stadistical Manual of Mental Disorders*). Estos fueron elaborados por un experto grupo de profesionales de la salud mental y son actualizados periódicamente. Es necesario que el paciente sea valorado por un médico especialista para verificar si cumple estrictamente con los criterios diagnósticos que se describen a continuación antes de iniciar cualquier tipo de tratamiento.

La depresión se clasifica según la cantidad de episodios depresivos, el tiempo de duración, las causas y la sintomatología. Suele hablarse entonces de episodios depresivos mayores, trastornos depresivos, distimias, trastorno adaptativo con estado de ánimo deprimido, trastorno depresivo no especificado, trastorno depresivo debido a un trastorno médico general y trastorno depresivo inducido por sustancias.

CLASIFICACIÓN DE LA DEPRESIÓN
Episodios depresivos mayores
Trastornos depresivos
Distimias
Trastornos adaptativos con estado de ánimo deprimido
Trastornos depresivos no especificados
Trastornos depresivos debidos a un trastorno médico general
Trastornos depresivos inducidos por sustancias

A continuación describiremos cada uno de estas modalidades de la depresión.

Episodio depresivo mayor

Para diagnosticar un episodio depresivo mayor se necesita la presencia concomitante de al menos cinco de los siguientes síntomas durante un periodo de al menos dos semanas (los dos primeros síntomas deben estar presentes obligatoriamente):

- Estado de ánimo deprimido.

- Pérdida de placer o de interés en las actividades cotidianas.

- Pérdida o ganancia significativa de peso o de apetito.

- Insomnio o hipersomnia a cualquier hora del día.

- Agitación o pasividad observable por los demás.

- Fatiga o pérdida de energía vital.

- Presencia de minusvalía o culpa excesivas o inapropiadas para las circunstancias.

- Disminución de la capacidad para pensar, concentrarse o tomar decisiones.

- Pensamientos de muerte con ideación suicida.

Estos síntomas, que producen un deterioro social significativo para el individuo, no deben estar asociados al abuso de sustancias psicoactivas, enfermedad médica, uso de medicamentos formulados, ni ser explicados mejor por un duelo reciente.

Es necesario diferenciar entre un episodio depresivo y uno de tristeza. El episodio de tristeza generalmente está relacionado con un evento doloroso (separación, divorcio, muerte de un ser querido) y suele resolverse espontáneamente. Sin embargo, si persiste en el tiempo e interfiere con las actividades cotidianas es necesario considerar la posibilidad de un episodio depresivo.

DIFERENCIAS ENTRE UN EPISODIO DEPRESIVO Y UNA DEPRESIÓN DE LUTO		
	EPISODIO DEPRESIVO MAYOR	DEPRESIÓN DEL LUTO
Inicio	Antes o después de la muerte	Dentro de los dos meses que siguen a la muerte
Duración Evolución	De semanas a varios años Síntomas crónicos, intermitentes, recurrentes. Son independientes de factores desencadenantes	Menos de dos meses Episodio circunscrito relacionado con un factor desencadenante que se resuelve
Síntomas	Incluyen culpa grave, ideación suicida, minusvalía, retraso psicomotor, alteración del sueño y del apetito.	Muy pocas veces incluye culpa grave, ideación suicida, minusvalía. Predominan alteraciones del sueño y del apetito
Perturbación	Puede ser prolongada y notable.	Breve y de grado leve a moderado
Autopercepción	Desordenada	Normal

(Tomado de *Secretos de la psiquiatría*. Jacobson, J; Jacobson, A.)

Trastornos depresivos

La característica de un trastorno depresivo mayor es la presencia de uno o más episodios depresivos sin antecedentes de un episodio depresivo maniaco. Para realizar este diagnóstico no se tienen en cuenta los trastornos del estado de ánimo inducidos por sustancias, ni los trastornos debidos a enfermedad médica, ni están asociados a otra enfermedad mental.

Los trastornos depresivos pueden ser únicos o recidivantes (cuando ya se han presentado en otros momentos de la vida). Según la gravedad se habla de trastornos leves, moderados y severos.

Estos trastornos están asociados con alta mortalidad y con episodios previos de distimia (ver más adelante).

Los criterios diagnósticos diferencian entre un trastorno de episodio único y uno recidivante (cuando se presentan dos o más episodios únicos).

Trastorno distímico

Un trastorno distímico se caracteriza porque la persona presenta un estado de ánimo crónicamente deprimido que está presente casi todos los días durante al menos dos años. Dicho estado de ánimo debe acompañarse de otros dos síntomas depresivos como pérdida o aumento del apetito, alteraciones de sueño, falta de energía o fatiga, alteraciones en la concentración, ideas de minusvalía, baja autoestima y sentimientos de desesperanza.

Durante este periodo de dos años pueden presentarse periodos asintomáticos (periodos durante los cuales no se presentan síntomas) que no son mayores a dos meses. También es necesario que no se hayan presentado episodios depresivos mayores anteriormente.

Con frecuencia la distimia es secundaria a problemas médicos crónicos. En este caso se considera que la depresión es producto de alteraciones fisiológicas como consecuencia de una enfermedad concomitante.

Trastorno adaptativo con estado de ánimo depresivo

Se presenta cuando la persona es sometida a un evento estresante traumático psicosocial identificable, presentando como consecuencia síntomas depresivos.

Estos síntomas deben presentarse durante los 3 meses siguientes al inicio del evento estresante y deben resolverse durante los 6 meses siguientes a la desaparición del evento.

Trastorno depresivo no especificado

Se clasifican dentro de esta categoría las personas que presentan síntomas depresivos que no cumplen criterios para trastorno depresivo mayor, trastorno distímico o trastorno adaptativo con estado de ánimo depresivo.

En estos casos los profesionales médicos encuentran que existe un trastorno depresivo pero no es posible demostrar si es primario, o debido a enfermedad médica o inducido por sustancias.

El trastorno más frecuente es el *disfórico premenstrual*. Se caracteriza por un estado de ánimo deprimido, labilidad afectiva, pérdida de interés en las actividades cotidianas, todo lo cual se presenta durante la semana posterior a la ovulación en las mujeres y desaparece al iniciar la menstruación. Estos síntomas se deben presentar durante el último año e interferir notablemente con el desempeño laboral.

Trastorno depresivo debido a un trastorno médico general

La característica principal de este trastorno es una alteración persistente del estado de ánimo que se considera debida al efecto fisiológico de una enfermedad médica.

Los síntomas que se presentan son:

💊 Alteración de estado de ánimo deprimido.

💊 Historia clínica, examen físico o exámenes de laboratorio que confirmen que la depresión es consecuencia directa de una enfermedad médica.

💊 La alteración del estado de ánimo no se explica mejor por la aparición de otro trastorno mental.

💊 La alteración del estado de ánimo debe provocar un deterioro social o laboral que interfiera con las actividades del individuo.

Se ha descrito que aproximadamente entre un 5 y 20% de las personas que asisten a consulta médica tienen, además de su motivo de consulta, un trastorno depresivo. En pacientes hospitalizados se presentan entre el 20 y el 33% de casos depresivos asociados al trastorno médico de base.

Entre las enfermedades que más frecuentemente se asocian a la depresión se encuentran los relacionados en el siguiente cuadro:

CONDICIONES MÉDICAS ASOCIADAS CON DEPRESIÓN.	
Enfermedades endocrinas	Hipo e hipertiroidismo, hiperparatiroidismo, diabetes, enfermedad de Addison y Cushing
Enfermedades infecciosas	Sífilis, toxoplasmosis, influenza, sida, hepatitis viral, mononucleosis infecciosa

Colagenopatías	Artritis reumatoideas, Lupus eritematoso sistémico
Alteraciones nutricionales	Pelagra, anemia ferropénica y perniciosa
Enfermedades neurológicas	Parkinson, esclerosis múltiple, trauma cerebral, epilepsias, tumores cerebrales y eventos cerebrovasculares
Tumores	Cánceres diseminados, tumores abdominales

(Tomado de Kaplan, *Sinopsis of Psychiatry*)

Trastorno del estado de ánimo deprimido inducido por sustancias

Se caracteriza porque se presenta un estado de ánimo deprimido que se considera provocado por los efectos fisiológicos de una sustancia. Esta sustancia puede ser una droga psicoactiva, un medicamento o un tóxico.

Dependiendo de la composición bioquímica de la sustancia y de su metabolismo, la alteración provoca determinados síntomas depresivos con diferente intensidad que afectan el desarrollo de las actividades laborares, sociales y cotidianas del individuo. Esta alteración no es explicada por otro tipo de trastorno psiquiátrico.

Entre los medicamentos que suelen asociarse con la depresión se encuentran: la reserpina, la alfametildopa, el propranolol, los esteroides, los anticonceptivos orales y algunos medicamentos utilizados para el tratamiento de los tumores.

Diagnóstico y pronóstico de la depresión

¿Cómo se hace el diag- nóstico de la depresión?

Cuando una persona y su familia se enfrentan a un caso de enfermedad depresiva es necesario mantener la calma y acudir a un profesional que inicialmente puede ser un médico general, de forma tal que cuando este profesional tenga una impresión diagnóstica se remita a un especialista en psiquiatría.

El paciente deprimido y quienes le rodean deben ignorar los comentarios que surgen como estigmatización de los pacientes con alguna enfermedad psíquica. Hay que recordar que todas las personas en algún momento de la vida pueden sufrir una depresión y esto no significa que estén locos.

Para el caso de Colombia por ejemplo, el Plan Obligatorio en Salud (POS), está reglamentado en relación a la consulta médica especializada en este caso de atención psiquiátrica y los tratamientos psicoterapéuticos, tanto en el tipo como en la duración de los tratamientos. Los usuarios de los servicios de salud deberán estar al tanto de los contenidos del Manual de Actividades, intervenciones y procedimientos.

Los siguientes serían los pasos a seguir:

Contactar a un profesional de la salud, preferiblemente psiquiatra. Hay que recordar que cuando los síntomas son severos, el paciente puede acudir a un servicio de urgencias, donde DEBE ser atendido. La depresión severa se considera como una urgencia vital ya que puede comprometer la vida del enfermo.

Es necesario que el enfermo asista a la consulta con un acompañante que permita la elaboración de una historia clínica completa por parte del médico. Debe llevar información sobre sus antecedentes médicos y familiares, y una cronología aproximada de la duración de los síntomas y las posibles causas asociadas. Esto es importante para establecer un diagnóstico preliminar que se confirmará posteriormente.

🔏 Solicitar al médico tratante la exploración de enfermedades físicas que puedan relacionarse con la sintomatología depresiva: exámenes de laboratorio para medir la glucemia, exámenes de hormonas, de sangre, de la coagulación y pruebas de función hepática y renal.

🔏 Según los síntomas y signos presentes en el paciente, el tiempo de duración y los factores relacionados, el médico establecerá una impresión diagnóstica utilizando los criterios que describimos anteriormente.

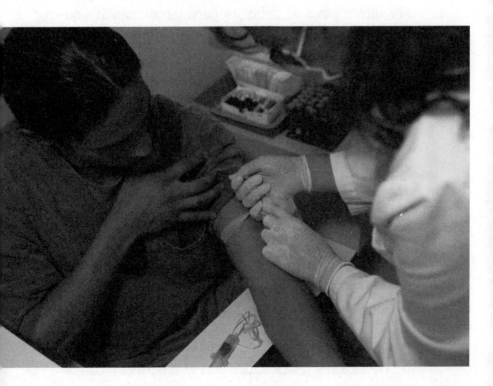

🖊 El médico valorará la necesidad o no de establecer un tratamiento intra o extra hospitalario. Indicará además los medicamentos que sean necesarios y la psicoterapia de apoyo.

El principal inconveniente que suele presentarse para el diagnóstico de una enfermedad psiquiátrica como la depresión es la falta de tiempo en la consulta médica que impide al profesional aproximarse al diagnóstico. Por este motivo se debe ser persistente cuando uno o alguno de sus conocidos presenta la sintomatología antes descrita. No hay que temer decirle al médico cuando le pregunte el motivo de consulta que se está padeciendo de una enfermedad depresiva.

¿Cuál es el pronóstico de la depresión?

Cuando se habla de pronóstico de una enfermedad, se hace referencia a la manera como evolucionará y al grado de afección que dicha evolución provoca en el paciente que la padece.

El pronóstico de la enfermedad depresiva depende de factores relacionados con el enfermo y con la severidad de la enfermedad.

Respecto al enfermo, es necesario decir que entre el 50 y el 75% responden adecuadamente al primer tratamiento, correctamente instaurado. Para lograr esta alta tasa de recuperación es necesario cumplir estrictamente con el mismo.

Ahora bien, se ha visto que alrededor del 50% de los pacientes tienen riesgo de presentar un episodio recurrente a lo largo de su vida.

Tratamiento de la depresión

El tratamiento elegido para un paciente con diagnóstico de depresión dependerá de los siguientes factores:

- El tipo de trastorno depresivo.

- La severidad de los síntomas.

- Los antecedentes médicos: historia previa de episodios depresivos, enfermedades padecidas, etcétera.

- La respuesta y tolerancia a los medicamentos.

Cada enfermo depresivo debe ser informado de las diferentes opciones de tratamiento, conocer los beneficios y efectos secundarios y estar de acuerdo con su médico tratante para garantizar el éxito del mismo.

Dentro de estos tratamientos se encuentran el farmacológico, la psicoterapia, las redes de apoyo y los tratamientos naturales. No se elige solamente uno de ellos; por el contrario, deben ser combinados con el fin de obtener rápidos y mejores resultados.

TIPOS DE TRATAMIENTO DE LA DEPRESIÓN
Farmacológico
Psicoterapia
Redes de apoyo
Tratamientos naturales

Tratamiento farmacológico

Es el que se hace con base en medicamentos. Para el tratamiento farmacológico de la depresión existen varios tipos de medicamentos.

Los más utilizados son los llamados inhibidores selectivos de la recaptación de serotonina (ISRS), los inhibidores de la monoamino oxidasa (IMAO) y los antidepresivos tricíclicos.

El tipo de fármaco que requiere el paciente deprimido solamente debe ser formulado por un profesional médico especializado. Los pacientes *nunca* deben autorecetarse medicamentos sin consultar, ni modificar la dosis que les han sido indicadas. Esto podría generar intoxicaciones y condiciones físicas que pueden ocasionar la muerte.

Conviene recordar que el tipo de medicamento variará según el tipo de trastorno depresivo, la sintomatología y los antecedentes médicos del enfermo. Generalmente se presenta una respuesta favorable en un 70% de los casos con el primer fármaco utilizado.

En algunas ocasiones, se requiere de un ajuste de dosis o de la utilización de un tipo diferente de fármaco, ya sea porque no se toleran los efectos secundarios de un medicamento, o sencillamente porque no se presenta una respuesta positiva durante las primeras tres semanas de su utilización.

Se requiere un tiempo de espera para observar el control de determinados síntomas. No debe esperarse que únicamente con el medicamento se logre superar la depresión, ya que este solo controla unos síntomas; por lo tanto es necesario asistir a psicoterapia para obtener mejores resultados.

El medicamento se deberá tomar durante un buen tiempo. Este dependerá de la respuesta individual al mismo, que suele variar de una persona a otra. Se refiere que el tiempo promedio para alcanzar un control de los síntomas, está entre los cuatro y los seis meses.

Tanto la familia como el paciente tienen que ser concientes de que se *debe* continuar el tratamiento al menos durante cuatro meses más después del control de los síntomas, para disminuir de esta manera el riesgo de una recaída y de la recurrencia de la enfermedad. El enfermo no se debe preocupar por la larga duración del tratamiento ya que estos medicamentos administrados y controlados por un especialista, no generan ningún tipo de hábito adictivo.

La suspensión del tratamiento con medicamentos debe ser *estrictamente vigilada y controlada* por un profesional médico. Esta se realizará lenta y progresivamente durante un periodo no menor a un mes con el fin de evitar reacciones adversas.

Tratamiento psicoterapéutico

La psicoterapia es muy útil dentro del tratamiento integral de la depresión. Así como existen diferentes tipos de medicamentos para el tratamiento farmacológico, se pueden utilizar varios tipos de psicoterapia, de acuerdo con los criterios del diagnóstico, la formación del médico especialista y el tipo de trastornos. En la actualidad se utilizan tres grandes clases de psicoterapia: la terapia psicodinámica, la cognitiva conductual y la grupal.

TIPOS DE PSICOTERAOPIA
Terapia psicodinámica
Terapia cognitiva conductual
Terapia grupal

La terapia psicodinámica pretende abordar los pensamientos inconcientes del sujeto y realizar una catarsis (desahogo) y descarga de sentimientos. Se basa en los hechos pasados. Las sesiones abarcan un periodo largo de tiempo.

La terapia cognitiva conductual permite manejar la distorsión de la percepción de la realidad por medio de la modificación de los pensamientos y comportamientos, haciendo referencia al momento actual que rodea al individuo.

La duración es de 20 sesiones aproximadamente distribuyendo una por semana. Está centrada en el síntoma y su resolución. Periódicamente se revisan cada uno de los síntomas y las estrategias concientes utilizadas por el paciente para afrontarlos.

La terapia grupal permite el desarrollo de habilidades sociales e interacciones con personas que padecen de la misma enfermedad, facilitando el autoconocimiento y la constitución de redes de apoyo.

La terapia de grupo promueve el desarrollo de habilidades sociales y es útil para reducir el aislamiento social del adolescente deprimido.

Tratamiento de apoyo

Como terapia de apoyo se entienden las medidas de autoayuda y las redes de apoyo de amigos y familiares.

Dentro de las medidas de autoayuda se recomiendan al paciente depresivo las siguientes:

- Que durante su enfermedad depresiva no tome decisiones importantes. Debe recordar que su capacidad de tomar decisiones se encuentra alterada.

- Disminuir sus responsabilidades.

- Establecer prioridades que le permitan hacer lo que pueda, cuando pueda sin generar sobrecargas innecesarias.

- Salir a caminar distancias cortas acompañado de una persona que le permita sentirse a gusto.

- Realizar actividades de relajación antes de dormir.

- Practicar yoga alternando con ejercicios suaves.

- Si tiene la oportunidad, asistir a sesiones de masajes, jacuzzi, sauna o baño turco.

- Salir a tomar el sol.

- No permanecer solo mucho tiempo.

- No impacientarse. Lentamente se verá la mejoría de síntomas hasta retornar a sus actividades habituales.

Involucrar a su familia en el plan de tratamiento. El enfermo depresivo no está solo.

Informarse, investigar y preguntar sobre la enfermedad que padece, esto le permitirá recuperarse más rápidamente.

Tratamientos naturales

Las recomendaciones que se mencionarán a continuación están relacionadas con la utilización de elementos naturales como extractos de plantas, flores y hierbas aromáticas.

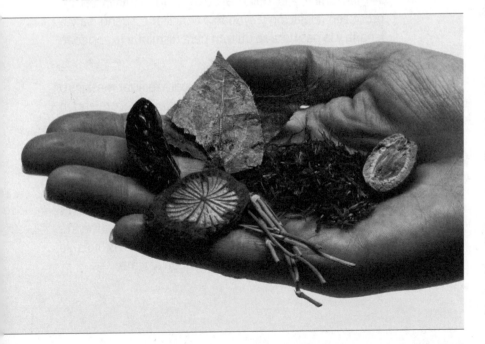

En principio no están contraindicadas por tratarse de terapias no farmacológicas convencionales; sin embargo, *debe consultarse siempre al médico tratante* antes de utilizarlas, ya que él debe informarle a su paciente si existe alguna contraindicacón para usarlas.

Aromaterapia: la utilización de esencias concentradas para aromatizar el ambiente puede disminuir la tensión y tener efectos relajantes. Se recomiendan la manzanilla y la lavanda como plantas de efectos tranquilizantes, y la bergamota, el jazmín y el cardenal como antidepresivos.

Infusiones: las infusiones de hierbas aromáticas como la manzanilla y el poleo ayudan a disminuir el estrés, producen relajación y ayudan a conciliar el sueño. La valeriana y la pasiflora se utilizan para disminuir la ansiedad y como sedantes.

Aceites: los aceites son muy útiles para realizar masajes o preparar baños de tina. Entre los aceites se recomiendan los de lavanda, sándalo e ylang ylang. Para los baños de tina se deben utilizar aceites concentrados y sales de Epson. Se recomienda sumergirse en esta mezcla antes de acostarse, durante unos 20 minutos.

Esencias florales: se elaboran utilizando extractos de flores silvestres como la mostaza, la genciana, la rosa silvestre, la avena silvestre y la zinna. En algunas ocasiones se recomienda una fórmula magistral de rescate.

La depresión
en los jóvenes y en los niños

Al igual que los adultos, los niños y los adolescentes pueden sufrir episodios depresivos; a pesar de que el cuadro clínico comparte características similares, se pueden identificar diferencias en las manifestaciones sintomáticas; los niños suelen manifestar ansiedad, dificultad para separarse de sus padres y variados problemas de conducta, mientras que los adolescentes mayores sufren alteraciones en el sueño y en el apetito, y muchísima mayor dificultad en su funcionamiento general y en su respuesta social.

En estas edades la depresión también se presenta de diferentes formas, intensidades y duraciones y puede ser recurrente y asociada a otras psicopatologías y dificultades interpersonales.

Se ha observado un incremento en los casos de trastornos afectivos en niños y adolescentes, con tendencia a desarrollarse cada vez a edades más tempranas, y con mayor frecuencia en niñas que en niños. Estudios hechos en los Estados Unidos indican que alrededor del 5% de los niños y 8.3% de los adolescentes de la población general padecen depresión en algún momento.

Teniendo claro que la depresión es una enfermedad curable, se hace necesario identificar las manifestaciones sintomáticas que permitan una detección precoz, que haga posible la instauración de un tratamiento oportuno y la adopción de medidas preventivas.

Los síntomas depresivos en los niños y en los adolescentes hay que diferenciarlos de los de sentimientos de tristeza o de pena provenientes de eventos vividos, como una pérdida mayor (muerte de un familiar) o de los correspondientes a debilidades de la personalidad o problemas del carácter. Luego de muchos estudios, se ha concluido que no existe un factor único que pueda identificarse como detonante de la depresión en los niños y los adolescentes, y por el contrario se han identificado diferentes factores que intervienen en el surgimiento y mantenimiento de estos trastornos. Según algunos expertos estos factores son: demográficos, genéticos y familiares.

Factores demográficos

Después de la pubertad, el riesgo de un trastorno depresivo mayor aumenta entre dos y cuatro veces, especialmente en las niñas. La edad temprana también parece conferir un mayor riesgo de recurrencia.

Factores genéticos

Los niños y los adolescentes que tengan antecedentes genéticos de trastornos depresivos son más susceptibles a influencias ambientales adversas, lo que quiere decir que su capacidad de respuesta es más limitada que aquellos que no presentan antecedentes de tipo genético.

De la misma manera, se ha evidenciado que los hijos de padres deprimidos suelen tener un mayor riesgo de desarrollar depresión y otros trastornos de conducta y ansiedad.

Factores familiares

La familia es el primer sistema de relación y generador de vínculos afectivos y formas de interacción; su influencia es determinante en el desarrollo cognitivo, afectivo y social de niños y adolescentes.

Lo fundamental en esta función se define más por la capacidad que la organización familiar tenga para responder efectivamente a las diferentes necesidades en el desarrollo de los niños, que por su propia conformación: nuclear, extensa, madre soltera, padres separados, etcétera. Situaciones no favorables a este propósito formador como violencia, maltrato y abandono, ejercidas o toleradas entre los adultos, o de los adultos hacia los menores, ejercerán un efecto más perjudicial si se mantienen que si se resuelven en la configuración de otro tipo de construcciones familiares.

Existe una relación directa entre el maltrato intrafamiliar y las conductas depresivas que muchas veces llevan hasta el suicidio, especialmente en el grupo de adolescentes.

Según un estudio presentado al Senado de la República en Colombia:

"Los actos de violencia contribuyen a deteriorar los lazos de afectos al interior de la familia y el espacio del hogar se puede convertir el lugar más inseguro para vivir. Un ser humano violentado en el seno de su casa, puede sufrir alteraciones en su salud física, se llena de temores, inseguridades, presenta estados de depresión y falta de motivación para emprender nuevas tareas; se vuelve vulnerable pues pierde su habilidad y capacidad para tomar decisiones."

Según el Instituto de Medicina Legal de Colombia, entre el primero de enero y el 15 de marzo del 2006 se registraron 50 casos de suicidios de niños y adolescentes.

Síntomas depresivos en niños y en adolescentes

Los cambios en la conducta de los menores deben alertar sobre el desarrollo de un trastorno depresivo en niños y adolescentes. Los adultos responsables y los maestros pueden darse cuenta de que el niño o el adolescente deprimido presenta algunos de los siguientes síntomas:

Ⓟ Tristeza persistente, lloriqueo y llanto excesivo.

Ⓟ Pensamientos o expresiones suicidas o actuaciones autodestructivas.

- Desesperanza.

- Aburrimiento persistente y falta de energía.

- Pérdida de interés en sus actividades favoritas o incapacidad para disfrutar de ellas.

- Alteración notoria en los patrones de comer y de dormir.

- Quejas frecuentes de enfermedades físicas, por ejemplo dolor de cabeza o de estómago.

- Concentración deficiente.

- Deterioro en los estudios y ausencias frecuentes de la escuela.

- Aislamiento social, comunicación pobre.

- Problemas para relacionarse acrecentados.

- Tratar de escaparse de la casa o hablar frecuentemente de querer hacerlo.

- Ataques de rabia u hostilidad persistente.

- Baja autoestima y sentimientos de culpabilidad.

- Alta sensibilidad al fracaso y al rechazo.

De tal manera que cualquier cambio en el modo de ser habitual puede estar expresando un estado de depresión. Cuando, por ejemplo, se observa que a un niño o adolescente dejan de agradarle las cosas que normalmente disfrutaba, o habla de estar muerto e incluso de querer suicidarse, o tratando de sentirse mejor, recurre al alcohol u otras drogas, es momento de ponerse en alerta y buscar la atención y ayuda necesarias.

A pesar de contar con la identificación de las anteriores manifestaciones sintomáticas, hay que tener en cuenta que los niños y adolescentes, dependiendo de las características socio ambientales, del carácter propio y de las habilidades de comunicación que hayan adquirido, pueden tener comportamientos diferentes en la escuela y en la casa.

Muchas veces pueden ser buena fuente de información para adultos responsables y maestros, las personas más allegadas al niño o adolescente, como los amigos, los compañeros y en algunos casos miembros de la familia (hermanos, tíos, etcétera).

Diagnóstico

A partir del momento en que se hayan caracterizado los síntomas de un evento depresivo en un niño o un adolescente, hay que tener presente que una atención oportuna y adecuada garantiza su recuperación.

Es importante identificar en cada caso la relación entre los síntomas presentados y eventos detonantes

que estén presentes en el ambiente del niño o adolescente; resulta importante recordar que niños que
han experimentado una pérdida importante, tanto de
seres queridos como de mascotas, objetos y situaciones
esenciales para ellos, tienen un alto riesgo de sufrir
depresión.

Otro factor a tener en cuenta cuando se trata de
este tipo de pacientes, son las situaciones de alta presión
o el maltrato.

Es igualmente necesario resaltar como un factor
de riesgo importante el que el pequeño sea miembro
de una familia en la que haya predisposición a la depresión. Lo anterior tiene relación con la incidencia en
este cuadro de los factores genéticos.

Sin embargo, debe tenerse en cuenta que aparte
de las pérdidas significativas mencionadas, es la pérdida de la seguridad por respaldo social o su erosión
derivada de una baja autoestima, el factor que más se
ha relacionado como desencadenante de depresión
en los menores. Por lo tanto, el papel que jueguen
los adultos responsables de los niños y adolescentes
en esta etapa del trastorno depresivo se constituye en
algo fundamental hacia el logro de buenos resultados
en la recuperación.

Una medida de respuesta inmediata consiste en controlar o modificar hasta donde sea posible los factores que han desatado la situación; por ejemplo, apartar al menor afectado de los ambientes de violencia o de maltrato, o establecer una comunicación eficiente entre las personas responsables en sus diferentes ambientes

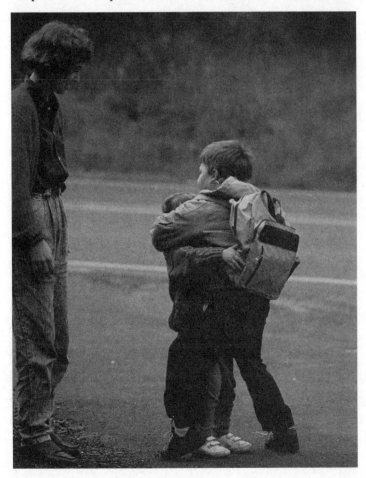

(familiar, escolar), pero fundamentalmente entender y aceptar que la situación por la que atraviesa el menor es ante todo un periodo doloroso, de difícil manejo y que su recuperación va mucho más allá de expresiones verbales de aliento, o de involucrar al menor deprimido en actividades que muchas veces los adultos responsables consideran, de manera ingenua, como opciones salvadoras pero que en realidad no lo son (enviar a los chicos a vacaciones, cursos, campamentos, brindarles supuestos medios de distracción, video-juegos, películas, regalos, etcétera).

Ahora bien, si se quiere ser más efectivo en esta fase del proceso, el adulto, además de la comprensión y la aceptación a la que se hizo referencia, deberá acompañar con eficacia al menor afectado (manifestarle sentimientos de afecto y comprensión, permitir el espacio para que el niño exteriorice sus emociones: llanto, ira, dolor, etcétera) y tomar decisiones acertadas acerca de su tratamiento, sobre las cuales se hablará más adelante.

Es necesario, finalmente, tener siempre presente que los sentimientos de depresión son reales y no es justo esperar que los niños o adolescentes se pongan felices de un momento a otro. Estos niños necesitan ser tratados eficaz y eficientemente, y esto es posible.

Tratamiento

Las siguientes pautas servirán de guía para iniciar el proceso de tratamiento del trastorno depresivo en niños y adolescentes:

📎 Consultar al médico del niño. Pedir un examen completo, indicando cuáles son los comportamientos que preocupan y acordar si es necesario realizar más exámenes o buscar un tratamiento a través de un especialista en salud mental para niños. También contactar a la escuela del niño; los maestros y consejeros en la escuela podrían ayudar.

📎 El examen físico y los de sangre son necesarios para descartar o identificar los síntomas están relacionados con trastornos orgánicos como por ejemplo una enfermedad viral, hipotiroidismo, deficiencias nutricionales, enfermedad sistémica crónica, anemia, enfermedades renales, e incluso embarazo en adolescentes.

📎 Igualmente, es indispensable verificar si ha habido consumo de sustancias como el alcohol en exceso, marihuana u otras drogas por parte del menor, que se puedan constituir tanto en causa como en consecuencia de la depresión. Es importante conocer con precisión qué tipo de atención tiene garantizada el niño, a través del servicio de salud al cual pertenece.

📎 La consulta especializada deberá identificar o descartar otros trastornos psiquiátricos, que contribuyan a orientar de una manera efectiva el tratamiento a seguir. En este momento se deberán adelantar diagnósticos diferenciales con otras enfermedades, es decir, deberán descartarse otros padecimientos.

Casi toda la información que brinda la literatura especializada sobre el tratamiento de la depresión en adolescentes y niños, coincide en que la orientación debe ser de orden farmacológico. Como lineamientos generales se siguen los descritos en capítulos anteriores.

La depresión
en los adultos mayores

Tal vez uno de los errores que con más frecuencia se cometen, es considerar la depresión en los adultos mayores como un proceso normal y esperado en la vejez. Esto no es cierto y por tanto es necesario estar atentos a la aparición de síntomas en el anciano para realizar un tratamiento oportuno que mejorará su calidad de vida y la de su familia.

Los casos son más frecuentes en mayores de 65 años, sin embargo debe aclararse que la edad avanzada por sí misma no es una causa de depresión. Probablemente el número de casos de depresión que se diagnostican es mayor durante esta época de la vida, debido a que este grupo vital consulta con mayor frecuencia a los servicios médicos, permitiendo así un seguimiento de los síntomas y una detección temprana de los mismos.

No hay que olvidar que al aumentar la edad aumentan también las enfermedades crónicas. Como se ha indicado en capítulos anteriores, estas enfermedades pueden producir depresión por alteraciones fisiológicas. Además, muchos adultos mayores deben seguir tratamientos farmacológicos diversos con sustancias que eventualmente pueden estar relacionadas con la depresión secundaria debida a medicamentos. Estas observaciones no indican que todo adulto mayor al que se le diagnóstica una enfermedad crónica vaya a padecer depresión.

Como en otras etapas de la vida, existen ciertos factores de riesgo que precipitan el trastorno:

- La jubilación puede generar sensaciones de inutilidad, ya que muchas personas consideran que al llegar a esta etapa de la vida han perdido su capacidad de producción.

- La muerte de la pareja, la independencia de los hijos y la muerte de las personas de su generación pueden llevar a que se produzcan en los ancianos sentimientos de soledad y abandono, disminuyendo a la vez las redes de apoyo.

El diagnóstico de enfermedades crónicas y las limitaciones para desenvolverse solo aumentarán, por otra parte, las ideas de minusvalía y pérdida de autoestima en el adulto mayor.

Los síntomas más frecuentes en los adultos mayores son:

Alteraciones de sueño y apetito.

Ideas de minusvalía.

Pérdida de la autoestima.

Llanto o irritabilidad frecuente.

Ideas de muerte.

Pérdida de concentración y memoria.

Al contrario de lo que ocurre en los pacientes depresivos jóvenes, la culpa y el autoreproche no se manifiestan tan intensamente en este grupo de edad.

La depresión suele ser más severa cuando no se tienen redes de apoyo y cuando el anciano sufre de limitaciones físicas.

Para realizar el diagnóstico es necesario acudir al médico especialista y brindar una información amplia y extensa sobre las enfermedades que padece el anciano depresivo, los medicamentos que consume y las personas que podrían constituir su red apoyo.

En el adulto mayor es necesario descartar cualquier enfermedad física que pueda generar el cuadro depresivo, ya que en la gran mayoría de los casos este es el principal factor de riesgo.

El tratamiento en este grupo de pacientes debe ser instaurado con énfasis en la psicoterapia, ya que el simple hecho de asistir a una consulta en la que pueda hablar con otra persona a la que le interesan sus vivencias, se convierte para el adulto mayor en un elemento de apoyo importante.

Los medicamentos deben ser formulados con estricto cuidado por el profesional que conoce la historia clínica previa para evitar interacciones con otros tratamientos farmacológicos que esté tomando el paciente anciano. Se sugiere que los medicamentos sean suministrados al adulto mayor por otra persona, pues debe recordarse que la pérdida de memoria y de concentración se presentan con frecuencia en personas de esta edad, de modo que el paciente puede olvidar su tratamiento o en caso contrario, tomar varias veces las dosis generando un alto riesgo de complicaciones.

Es muy importante involucrar a la familia del adulto mayor en su proceso de tratamiento, la terapia familiar es una excelente forma de participación. La interacción con los nietos es muy gratificante, le permite amar y ser amado, al mismo tiempo que reconquista la esperanza y se ve reflejado en ellos.

La repuesta y mejoría al tratamiento son lentas y en ocasiones se dificultan debido a la presencia concomitante de otras enfermedades propias de la edad, a la actitud de la familia que generalmente no tiene tiempo para las "chocheras" del adulto mayor y por la inminencia de la muerte propia del ciclo vital correspondiente.

Sin embargo, si se brindan las condiciones adecuadas, el adulto mayor puede continuar disfrutando de la vida al mismo tiempo que es acompañado y guiado para aceptar las limitaciones físicas y sociales inherentes a su proceso de envejecimiento.

Trastornos psiquiátricos posteriores al parto

Durante el periodo posterior al parto se pueden presentar diferentes trastornos psiquiátricos. Los más frecuentes son la melancolía de la maternidad, la psicosis posparto y la depresión posparto.

TRASTORNOS PSIQUIÁTRICOS POSTERIORES AL PARTO
Melancolía de la maternidad
Psicosis posparto
Depresión posparto

Es necesario entender que el nacimiento de un hijo representa un factor estresante ya sea que se trate del resultado de un embarazo planeado y deseado o no. Por lo tanto, es de una gran importancia que a esta circunstancia de estrés no se agreguen sentimientos de culpabilidad como por ejemplo creer que uno no ama a su hijo recién nacido o que "es una persona desagradecida con la vida, porque todo salió bien", ya que esto solo servirá para aumentar las ideas de culpa y de minusvalía.

Es muy importante tener en cuenta que los cambios durante el embarazo fueron múltiples y de alguna manera dramáticos y al nacer el bebé es normal que el organismo tarde un tiempo en retomar las condiciones fisiológicas que tenía antes del embarazo. Estos cambios causan alteraciones en la producción de hormonas y neurotransmisores que están involucrados en el proceso de la depresión.

En esta sección trataremos los trastornos relacionados con sintomatología depresiva, es decir la melancolía de la maternidad y la depresión posparto.

Melancolía de la maternidad

La melancolía de la maternidad también se conoce como disforia posparto o *Baby Blues*. Se trata de un trastorno leve del estado de ánimo que se caracteriza por labilidad, tristeza, crisis de llanto, insomnio y fatiga.

Su inicio suele ser entre los 3 y los 10 días posteriores al parto o cesárea. Es experimentado por un porcentaje de mujeres que oscila entre el 30% y el 80%. Suele ser autolimitado y desaparecer espontáneamente.

Factores de riesgo

Los factores que predisponen a sufrir este trastorno son: primer embarazo y antecedentes de trastorno disfórico premenstrual (ver capítulos anteriores) y de depresión.

Se considera que la principal causa de la melancolía de la maternidad es la disminución rápida de los estrógenos y progestágenos, hormonas mediadoras del embarazo. Por esta razón, al expulsar la placenta después del nacimiento del bebé, se presenta una desestabilización de los niveles hormonales, lo cual genera alteraciones en el estado de ánimo.

Generalmente esta melancolía suele pasar desapercibida. Se interpreta entonces como el cansancio típico de una madre después de terminar la labor de parto, como consecuencia de la falta de sueño por el cuidado y la lactancia nocturna del recién nacido o como parte natural en el proceso de adaptación madre-hijo.

Tratamiento

Este trastorno no requiere de un tratamiento farmacológico. Bastará con el apoyo brindado por los miembros de la familia que rodean a la madre, que le permita adquirir seguridad y confianza para el manejo del recién nacido.

Entonces es de gran importancia que las personas con experiencia previa en la maternidad como por ejemplo las abuelas, se involucren en los primeros cuidados y acompañen a la nueva madre, mientras ella va descifrando el lenguaje de su nuevo hijo. Debe permitirse que la madre descanse y brindársele espacios para que cuide de sí misma.

La madre superará esta situación entre una y dos semanas después del parto, retomando su nuevo rol cada día con más confianza. Por el contrario, si se mantiene durante más tiempo y empeora, es necesario estar alerta ya que podría tratarse de una depresión posparto.

Depresión posparto

La depresión posparto se presenta en el 15% de las mujeres que acaban de ser madres, entre el primer mes y el primer año posteriores al parto.

Es muy importante tener en cuenta que según investigaciones recientes, los padres también pueden padecer de esta enfermedad; en ellos los casos pueden presentarse hasta en un 10%, por lo tanto, hay que explorar este diagnóstico para instaurar el tratamiento correspondiente.

Factores de riesgo

No es posible conocer de antemano cuáles son las mujeres que desarrollarán una depresión posparto. Sin embargo, se ha encontrado que los siguientes factores pueden predisponer a sufrir la enfermedad:

- Antecedentes previos de depresión o de alguna alteración en el estado de ánimo.
- Falta de apoyo familiar o de acompañamiento por parte del padre del bebé.
- Embarazo no planeado o no deseado.
- Madre adolescente.
- Recién nacido prematuro o con malformaciones congénitas.
- Historia de maltrato psicológico o físico por parte de la pareja.
- Inestabilidad económica.

🖋 Eventos vitales estresantes (ver capítulos anteriores) durante el embarazo.

🖋 Antecedentes de enfermedades de la glándula tiroides de la madre.

Síntomas de la depresión posparto

Los síntomas que permiten identificar una depresión posparto son similares a los descritos para un episodio depresivo.

Se trata entonces de una paciente que recién ha tenido un hijo y que presenta llanto frecuente, irritabilidad con los miembros de la familia, especialmente el padre de su hijo, falta de concentración, alteraciones del apetito, indecisión respecto al recién nacido y a ella misma, e ideas de minusvalía, llegando a creer que no merece ser madre y que no es capaz de cuidar a su hijo. Los pensamientos más recurrentes se relacionan principalmente con fracaso e insuficiencia. El cansancio físico es superior al normal y se puede dar el caso de pensar que padece una enfermedad mortal. En cuanto a los trastornos del sueño, generalmente predomina la dificultad para conciliarlo, a pesar del cansancio propio de su situación y de que otra persona esté a cargo del recién nacido.

La ansiedad se presenta como un síntoma que es mucho más notable y agudo que en los episodios depresivos y se relaciona con un sentimiento de inseguridad de la madre para cuidar a su bebé. Al sentirse incapaz de cuidarlo se siente temerosa y no tolera quedarse sola, porque puede "hacerle daño al niño" e incluso "causarle la muerte".

Las anteriores ideas también tienen que ver con ella ya que relaciona los cambios de su cuerpo al adaptarse a la nueva condición, con enfermedades cerebrales o del corazón.

Los síntomas y signos físicos que se presentan son similares a los de los pacientes con hipotiroidismo de grado moderado a grave: intolerancia al frío, piel seca, caída del cabello, fatiga, estreñimiento, retención de líquidos y lentitud para pensar.

Diagnóstico de la depresión posparto

Lo primero que se debe hacer cuando se sospecha de una depresión posparto es buscar ayuda profesional, con el fin de confirmar el diagnóstico.

Al acceder a la consulta, es conveniente que el médico aclare todas las preguntas que tenga la nueva madre acerca de lo que le está sucediendo, de forma que tenga claridad sobre el carácter transitorio de esta situación, que no es la primera persona con esta enfermedad, ya que es muy frecuente aunque poco diagnosticada.

En caso de que no se diagnostique ni se trate, los síntomas de la depresión posparto pueden durar hasta dos años y el riesgo de que se presente después como un trastorno depresivo, es alto.

El médico debe solicitar exámenes de laboratorio para descartar un compromiso de la glándula tiroides.

A continuación encontrará un cuadro con las diferencias entre una melancolía y una depresión posparto.

DIFERENCIAS ENTRE LA MELANCOLÍA Y LA DEPRESIÓN POSPARTO		
Características	**Melancolía posparto**	**Depresión posparto**
Incidencia	30% a 80%	10% a 15%
Inicio	Entre dos y cinco días posparto	Entre dos y tres semanas posparto
Duración	Entre tres días y dos semanas	Meses o años si no se trata
Antecedente depresivo	No	Sí
Riesgo de suicidio	No	Variable
Causas	Poco apoyo social u orgánicas	Variables
Tratamiento	Observación y seguimiento	Medicamentos antidepresivos y psicoterapia
Recaídas	No	Variable

(Tomado de *Depresión*, Aguera, L. y cols.)

Es conveniente tener en cuenta que en el caso de presentar síntomas psicóticos, es decir, que la paciente presente alteraciones graves de conducta en las que haya pérdida de contacto con la realidad, con alucinaciones, agitación motora, agresividad contra sí misma o contra su hijo, alteración de la memoria y delirios, los riesgos de permanecer en la casa son altos y es necesario consultar acudiendo de inmediato a un servicio de urgencias. Probablemente haya necesidad de hospitalizar a la paciente.

Tratamiento de la depresión posparto

La familia y la pareja de la enferma deben ser concientes de la existencia de la enfermedad, sin limitársele a la madre la posibilidad de compartir con el recién nacido; ella no le hará daño. Deben ser comprensivos y actuar con calma, no recriminar ni reprochar a la paciente; por el contrario, deben ser solidarios y apoyarla en las actividades propias de su recién adquirida maternidad.

El pronóstico de esta enfermedad es excelente.

El padre del bebé en lo posible debe involucrarse desde el primer momento de la consulta médica, ya que su ayuda es importante para compartir la responsabilidad en el cuidado del recién nacido. En caso de no estar presente, algún miembro de la familia o amigo cercano puede ofrecer el apoyo a la paciente para que se sienta segura en su nuevo rol de madre.

El tratamiento farmacológico se realiza con antidepresivos. Se elegirá uno que sea compatible con la lactancia materna de forma tal que no afecte al recién nacido. Es entonces muy importante indagar al médico tratante sobre las posibles interacciones o contraindicaciones que tenga el medicamento formulado. Este medicamento deberá tomarse diariamente mínimo durante 6 meses con el fin de disminuir las recaídas. Se suspenderá lentamente cuando sea indicado médicamente.

En caso de presentar una enfermedad de la glándula tiroides será necesario acudir a un endocrinólogo, especialista en el área para iniciar una suplencia con hormona tiroidea.

La psicoterapia es pertinente y muy necesaria ya que es complementaria al tratamiento farmacológico, permitiendo que la nueva madre disminuya sus sentimientos de culpa y establezca una mejor relación con su hijo. Lo ideal como ya se ha indicado, es que el padre del bebé se involucre y asista a las sesiones porque además de apoyar a la paciente debe ser valorado para descartar que también sufra depresión.

Las demás opciones de tratamiento de la depresión son aplicables a la paciente con depresión posparto.

Complicaciones
de la depresión

La depresión, como cualquier otra enfermedad, puede tener complicaciones que deben ser reconocidas, prevenidas y tratadas con el fin de evitar consecuencias graves en los individuos que la padecen. Dentro de las complicaciones más frecuentes se encuentran: la predisposición a enfermedades físicas, alteraciones del ciclo circadiano, suicidio y abuso de sustancias psicoactivas.

COMPLICACIONES MÁS FRECUENTES DE LA DEPRESIÓN
Predisposición a enfermedades físicas
Alteraciones del ciclo circadiano
Suicidio
Abuso de sustancias psicoactivas

Depresión y predisposición a enfermedades físicas

Los estados depresivos y la ansiedad aumentan la producción de citoquinas, que van a afectar el sistema inmune, predisponiendo al enfermo a infecciones y procesos inflamatorios, y prolongando o volviendo crónicas algunas enfermedades.

Al mismo tiempo, al producirse la emoción se activa un sistema que conecta el encéfalo con el sistema endocrino llamado eje hipotalámico-pituitario-adrenal, afectando la producción de algunas hormonas dentro de las que se encuentran las catecolaminas, el cortisol, la hormona del crecimiento y la prolactina que afectan la respuesta cardiovascular, el nivel de glucemia en la sangre, el sistema inmune y los hábitos de sueño. Se ha demostrado que personas con trastornos de ansiedad tienen más riesgo de presentar infarto agudo del miocardio que aquellas que no lo tienen.

Existen estudios que han demostrado que el estrés se relaciona con enfermedades cardiovasculares mediadas por la secreción de catecolaminas, la disminución en la respuesta del sistema inmune a través de mecanismos neuroendocrinos y con alteración del ciclo de reparación del ácido desoxirribonucléico (ADN), lo que puede promover la aparición de cáncer.

Teniendo en cuenta estos factores, se puede proponer que las emociones generan mecanismos psicobiológicos que afectan directamente al organismo y producen o lo predisponen a alteraciones patológicas que generan manifestaciones clínicas de alguna enfermedad.

Alteración del ciclo circadiano

Como consecuencia del trastorno en el patrón de sueño, el enfermo depresivo presenta alteración en su ciclo circadiano, es decir en el *reloj biológico* que controla diferentes actividades fisiológicas y bioquímicas en su cuerpo de acuerdo con el ciclo del día y la noche.

La producción de hormonas, neurotransmisores y procesos bioquímicos en el organismo se pueden ver afectados hasta en un 80%. Se producen entonces, además de los síntomas depresivos, trastornos en la actividad sexual, dolores musculares y articulares y algunos trastornos digestivos tales como diarrea o vómito.

Suicidio

Una de las complicaciones más graves y frecuentes de la depresión es el suicidio.

Los factores de riesgo asociados a una conducta suicida son: historia de abuso de sustancias psicoactivas, historia familiar de depresión, alcoholismo o suicidio, episodios depresivos anteriores, intentos previos de suicidio, presencia de enfermedades crónicas, trastornos de la personalidad, manifestaciones verbales de su intención suicida, y la ausencia de redes de apoyo y de asistencia médica pertinente.

Más o menos el 60% de los pacientes deprimidos presentan ideación suicida, es decir, fantasean con la posibilidad de acabar con su vida. En algunos casos elaboran planes estructurados con el propósito de llevarlos a cabo en el momento que consideren oportuno. Un 15% de estas personas realiza un intento de suicidio y hasta un 10% logran acabar con su vida. Se ha descrito que los hombres, mayores de 50 años con antecedentes familiares de suicidio y que consumen psicoactivos tienen un mayor riesgo de cometerlo.

A pesar de las anteriores estadísticas resulta de enorme importancia mencionar en este punto que la gran mayoría de los pacientes depresivos pierden el sentido de la vida y creen que lo mejor que les puede suceder es desaparecer de este mundo.

Uno de los principales motivos para acudir a los controles con el especialista en las fechas programadas, es la necesidad de que este explore el grado de riesgo suicida del paciente depresivo, para que de esta manera establezca las precauciones pertinentes.

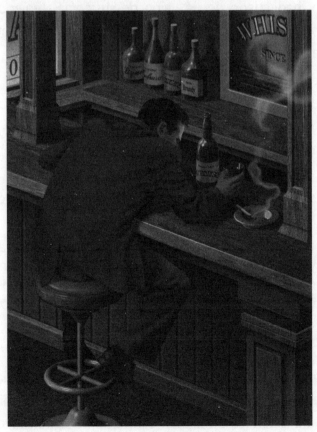

Abuso de sustancias psicoactivas

Se entiende por sustancia psicoactiva cualquier droga, medicamento o tóxico que tenga su principal efecto a nivel del sistema nervioso central, generando alteraciones en el comportamiento del individuo.

Cuando se habla de abuso se hace referencia al uso inadecuado de este tipo de sustancias teniendo en cuenta su cantidad o su finalidad. Se incluyen aquí cuatro criterios diferentes:

- Uso no aprobado (sancionado legalmente).
- Uso peligroso (cuando se esta en situación de riesgo orgánico o el momento es inoportuno).
- Uso dañino (consumo de sustancias por personas en situaciones vitales que conllevan una disminución de tolerancia a la misma).
- Uso que comporta una mala utilización de las sustancias, ya sea porque se toman cuando no deberían tomarse o en dosis que no son las adecuadas, con alteraciones del funcionamiento personal, psicológico, económico y social.

Según el *DSM IV* se considera abuso de sustancias cuando se presenta un patrón de consumo que conlleva a deterioro o malestar clínicamente significativos expresados por alguno de los ítems siguientes durante un periodo de doce meses:

🖊 Consumo recurrente de sustancias, que da lugar al incumplimiento de obligaciones o se realiza en situaciones en las que hay peligro físico.

🖊 Consumo continuado de la sustancia a pesar de tener problemas continuos de índole social, interpersonal o legal, recurrentes causados o aumentados por dicha sustancia.

Entre un 10% y un 20% de los enfermos depresivos presentan abuso de alcohol o tienen otras conductas de riesgo que pueden llevarlo a hacerse daño a sí mismo de variadas formas: conducir en estado de embriaguez, peleas frecuentes, actividades deportivas extremas peligrosas, etcétera.

Recomendaciones

Finalmente, no es posible terminar este libro sobre la depresión sin hacer algunas recomendaciones fundamentalmente dirigidas a las personas que rodean y se encuentran en contacto con las personas que padecen esta enfermedad.

Si usted tiene una persona cercana que padece de depresión o que esté en riesgo de padecerla, tenga en cuenta las siguientes recomendaciones:

No emita juicios de valor sobre los sentimientos o quejas del paciente deprimido, permítale expresar *todo* lo que piensa sobre sí mismo sin considerar que los síntomas se deben a falta de voluntad o de carácter. Permítale periodos de silencios y de euforia.

Recuerde que el nivel de irritabilidad, frustración y minusvalía son altos en las personas deprimidas, por lo tanto el enfermo podrá en algunas ocasiones responder con actitudes agresivas con el fin de retornar a su "agujero sin fondo". Esto no quiere decir que prefiera estar solo o no recibir ayuda; su reacción es comprensible para una persona que cree no vale nada, que todo lo hace mal y que además no duerme ni come adecuadamente.

Trate de disminuir las responsabilidades a cargo del enfermo. Recuerde que los síntomas predominantes son la falta de concentración, la lentitud física y una gran dificultad para tomar decisiones. Por lo tanto el simple hecho de ir al supermercado o elegir qué va a comer, se convierte en un factor desesperante que aumenta la ansiedad y su sensación de inutilidad. Acompáñelo en tareas simples de forma que se sienta útil y necesario.

Contacte a una persona que conozca en qué situación laboral se encuentra el deprimido con el fin de solicitar una incapacidad temporal si se está afectando su desempeño.

Recuerde que si usted trata de ayudar a un deprimido, la mejor forma de hacerlo es escuchándolo y acompañándolo sin tratar de solucionarle los problemas que se le presentan. En la medida en que se dé una respuesta al tratamiento, el enfermo irá retomando las capacidades para desenvolverse por sí mismo. Evite que se exponga a información agresiva o violenta que desencadenará una profundización de su tristeza.

🔹 Si convive con menores de edad pregúntele a su médico tratante cómo explicar la situación de enfermedad del miembro del grupo familiar. Este aspecto es muy importante. No se trata de ocultar o proteger al niño del paciente depresivo, sino de darle herramientas para que comprenda y asimile que se trata de una enfermedad como cualquier otra. Esto permitirá que el mentor no se exponga a eventos estresantes fantaseando alrededor de lo que sucede.

🔹 Si lo considera necesario, puede acudir a asociaciones de pacientes y de familias que han sufrido depresión donde le brindarán asesoría y apoyo para los momentos difíciles.

🔹 Colabórele al deprimido con su arreglo personal, ayúdele a escoger la ropa, estimúlelo a mejorar su imagen, generalmente el enfermo descuida notablemente su apariencia personal lo que produce un aumento en sus ideas de minusvalía.

🔹 Si es su pareja afectiva la que se encuentra deprimida, tenga en cuenta que la relación se afectará notablemente. Puede llegar a sentir que la persona que convive con usted es otra, "casi un fantasma". No espere continuar con la misma frecuencia su actividad sexual, recuerde que el deprimido no siente ni siquiera deseos de vivir, por lo tanto el deseo puede llegar a desaparecer. Tenga en cuenta que esto no quiere decir que no lo necesite o no lo ame; es parte de los síntomas de la enfermedad. Usted puede realizar otras actividades como caminar, tomar el sol, cocinar, leer, actividades que le permitirán compartir y valorar el grado y tipo de síntomas de la depresión.

*Trate en la medida de sus posibilidades, de informarse e involucrarse en el tratamiento que recibe su pareja. Acompáñela, hable con el médico sobre las expectativas y dudas que tenga. Recuerde que usted es su mejor aliado. De esta forma compartirán otra etapa de la vida que no durará para siempre, así por momentos lo parezca.

*Elabore un listado con los medicamentos que le sean formulados con las horas precisas en que deben ser consumidos. Se recomienda que deje al alcance del paciente solamente las dosis diarias; utilice un recipiente o pastillero, podrá así controlar la cantidad de pastillas que consume y disminuirá la posibilidad de que sean utilizadas en un intento de suicidio.

*No olvide preguntar al médico sobre las interacciones de los medicamentos formulados con otros, para evitar reacciones indeseadas. Infórmese sobre los efectos secundarios de los fármacos, de esta forma estará atento a síntomas que se produzcan como adaptación del organismo en las primeras semanas.

Estos efectos suelen ser muy incómodos: temblor involuntario de la lengua y las manos, boca seca, náuseas, cefalea, vómito y en algunos casos estreñimiento. Es necesario tener paciencia ya que en la mayoría de los casos estos efectos desaparecerán espontáneamente. Mantenga al alcance chicles, líquidos hidratantes y comidas frecuentes con alto contenido de fibra, pero en pequeña cantidad.

*La respuesta a los fármacos no llevará a la desaparición de los síntomas inmediatamente. El proceso de retorno al equilibrio tardará aproximadamente tres o cuatro semanas. Recuerde que la psicoterapia de apoyo es necesaria para el éxito del tratamiento.

Cuando el deprimido supere los síntomas, las visitas al especialista disminuirán en frecuencia. *Nunca* se deberá suspender sin orden médica el medicamento antidepresivo, ya que pueden generarse respuestas físicas, biológicas y emocionales que pueden poner en peligro la vida. El medicamento debe ser retirado lentamente según el cronograma que establezca el médico.

Evite que el paciente consuma alcohol, cafeína o té. En algunos casos a los pacientes depresivos se les dan medicamentos que interactúan negativamente con estas sustancias, exponiéndolos a paros cardiorrespiratorios.

Anote claramente los datos del médico tratante; en algún momento de urgencia puede llegar a necesitarlos.

Recuerde que después de la tempestad viene la calma. Cuando un paciente se recupera de la enfermedad depresiva la vida adquiere una dimensión diferente y las posibilidades de ser dueño de sí mismo son completas.

Glosario

Afecto

Término utilizado para referirse al complejo emocional asociado a un estado mental.

Agitación

Malestar con inquietud y actividad aumentada, con cierto grado de ansiedad, temor y tensión.

Ánimo

Estado emocional de una persona.

Ansiedad

Angustia e intranquilidad que acompaña a algunas enfermedades.

Anticonceptivos orales
En   También llamados anovulatorios o píldoras
anticonceptivas. Medicamentos que inhiben la
ovulación en la mujer.

Asintomático
En   Situación en la que a pesar de tener una enfermedad, no se tienen síntomas de la misma.

Antidepresivos
En   Medicamentos utilizados para el tratamiento
farmacológico de la depresión.

Autoestima
En   Aprecio y consideración que tiene una persona
por sí misma.

Autoconocimiento
En   Conocimiento de uno mismo.

Automedicación
En   Práctica en la que el paciente por sí mismo
adelanta un posible tratamiento sin consultar al
médico.

Cáncer
En   Tumor maligno.

Catarsis
Desahogo, purgación, evacuación.

Catecolaminas
Nombre genérico de las aminas derivadas del catecol; las más importantes son la adrenalina y la noradrenalina.

Ciclo circadiano
El *reloj biológico*, relacionado con las etapas de sueño-vigilia y día-noche.

Citoquinas
Proteínas producidas por algunas células del sistema inmune y que regulan algunas funciones celulares.

Cognitivo
Relacionado con el conocimiento, la comprensión y el razonamiento.

Comportamental
Relacionado con el comportamiento.

Congoja
Fatiga, aflicción del ánimo.

Cortisol

Hormona producida por la glándula suprarrenal.

Cotidiano

Diario, rutinario.

Crónica(o)

Lo contrario de agudo. Condición médica que tiene un curso prolongado y se extiende en el tiempo

DSM IV

Sigla inglesa de Diagnostic and Stadistical Manual of Mental Disorders.

Emoción

Sentimiento intenso, agradable o penoso y más o menos duradero que influye poderosamente sobre numerosos órganos, cuya función se aumenta, se altera o se disminuye.

Endocrinología

Especialidad de la Medicina que se ocupa de las alteraciones del sistema endocrino.

Estigmatizar

Marcar, señalar a alguien. Ofender a una persona en público.

Estrés

Estado de tensión exagerada al que se llega por exceso de actividad, trabajo o responsabilidad y que puede ocasionar trastornos físicos o psicológicos a la persona que lo padece.

Estrógenos

Tipo de hormona sexual femenina.

Eventos vitales

Acontecimientos en la vida de las personas que generan niveles altos de estrés y condiciones difíciles en un momento determinado.

Glándula tiroides

Glándula endocrina localizada en el cuello y que produce hormonas que participan en el metabolismo general del organismo.

Glucemia

Cantidad de glucosa en la sangre.

Hipersomnia

Somnolencia diurna excesiva.

Hipotiroidismo

Enfermedad caracterizada por una función disminuida de la glándula tiroides.

Hormona

Sustancia producida por una glándula endocrina o de secreción interna que viaja a través del torrente sanguíneo, hasta otro órgano o tejido para controlar su función.

Ideación suicida

Fantasía en la que un individuo sueña con la posibilidad de acabar con su vida.

Incidencia

Proporción de enfermos nuevos de una enfermedad por cada 1000 habitantes en un espacio de tiempo, generalmente de un año.

Insomnio

Inhabilidad para obtener sueño adecuado.

Labilidad emocional

Cambios repentinos del estado de ánimo desde una situación normal a otra que puede ser de depresión, irritabilidad, ira y ansiedad.

Manía

Estado mental caracterizado por exaltación del tono afectivo, hiperactividad e hiperideación.

Melancolía
> Estado mental caracterizado por la presencia de una emoción dolorosa y depresiva que domina al individuo.

Minusvalía
> Disminución de la capacidad física o psíquica de una persona.

Neurotransmisores
> Sustancias que facilitan la transmisión del impulso nervioso.

OMS
> Siglas de la Organización Mundial de la Salud.

Ovulación
> Salida del óvulo de su folículo y del ovario. Ocurre aproximadamente el día 14 de un ciclo menstrual normal.

Patrón de acción fijo
> Conjuntos de activaciones motoras automáticas y bien definidas que cuando se activan producen movimientos bien delimitados y coordinados.

Placenta

Órgano de la gestación que proporciona nutrición al feto.

POS

Siglas del Plan Obligatorio de Salud.

Prevalencia

Proporción de enfermos nuevos y viejos por 1000 habitantes, de una determinada enfermedad.

Progestágenos

Hormonas promotoras y protectoras de la gestación.

Pronóstico

Juicio más o menos hipotético acerca de la evolución y terminación probable de una enfermedad en un individuo determinado.

Psicosis

Conjunto de alteraciones graves de conducta en las que hay pérdida de contacto con la realidad, con alucinaciones y agitación motora.

Psicomotor

Relativo a los efectos motores de la actividad psíquica.

Psiquiatra
Médico especializado en psiquiatría.

Psiquiatría
Especialidad de la Medicina que estudia el diagnóstico y tratamiento de los trastornos psíquicos o enfermedades mentales.

Psíquica
Vida mental incluyendo la conciente y la inconciente.

Receptores
Conjunto de moléculas ubicadas en lugares determinados de las células, a las cuales se pueden unir sustancias como, por ejemplo, hormonas para producir algún efecto específico.

Recidivante
Que recidiva. Se dice de una enfermedad que reaparece después de un periodo de salud completa.

Recurrencia
Característica de algunas enfermedades de reaparecer una vez han sido curadas o controladas.

Síndrome

Conjunto de síntomas y signos que definen una enfermedad.

Síndrome maniaco depresivo

Síndrome en el que se alternan periodos de manía con periodos de depresión.

Signo

Manifestación clínica percibida objetivamente por el médico.

Síntoma

Manifestación clínica percibida subjetivamente por el paciente.

Sistema endocrino

Sistema corporal constituido por las glándulas de secreción interna o endocrinas, interrelacionadas, y sus productos o enzimas.

Sistema inmune o inmunitario

Sistema de defensa del organismo.

Sistema nervioso autónomo

División funcional del sistema nervioso central que genera y transmite impulsos nerviosos autónomos, es decir que tienen "independencia" funcional y que controlan muchas funciones de los vasos sanguíneos, las vísceras, las glándulas, etcétera.

Sistema nervioso central
Porción del sistema nervioso en el que se encuentra la mayor parte de las neuronas y está constituido por el encéfalo y la medula espinal.

Sistémico(a)
Que afecta a varios órganos o sistemas del cuerpo.

Somatización
Manifestaciones físicas de una enfermedad mental

Suicidio
Quitarse la vida a sí mismo.

Sustancia psicoactiva
Cualquier droga, medicamento o tóxico que tenga su principal efecto a nivel del sistema nervioso central generando alteraciones en el comportamiento del individuo.

Tratamiento farmacológico
Tratamiento a base de fármacos o medicamentos.

Unicausalidad
Propiedad relacionada con un evento que tenga una sola y única causa.

Bibliografía

Aguera, A., L.; Gasto, C.; Saiz, J.; Vallejo, J., *Depresión.* Eos-Edimsa, Editores Médicos, 2001.

American Psychiatric Association, *Diagnostic and Statical Manual of Mental Disorders.* 4 Ed. Washington: APA, 1994.

Amézquita, M.; *Trastornos depresivos. Elementos básicos para el abordaje de los trastornos mentales.* Universidad de Caldas. 2001.

Ayuso, J.; Salvador, L., *Manual de Psiquiatría.* McGraw Hill, Madrid. 2001.

Beasley, P.J.; Beardslee, W.R. *Depression in the adolescent patient. Adolescent Medicine.* 998: 9: 351-362.

Ciencia explicada – Anatomía. Intermedio Editores, Bogotá D.C., 2003.

COHEN L., MARSHALL G., CHENG L., AGARWAL S. WEI Q., *DNA repair capacity in healthy medical students during and after exam stress.* Journal of Behavioral Medicine. December 2000 Vol. 23(6). Pág. 531-544.

EAKER E.D., PINSKY J. CASTELLI W.P. "Myocardial infarction and coronary death among women: Psychosocial predictors from a 20 year follow-up of women in the Framingham". *American Journal of epidemiology.* Vol.135. Pág. 854-864.

GRAU, M., ARTURO, MENEGHELLO R., *Psiquiatría y psicología de la infancia y adolescencia.* Ed. Panamericana, Buenos Aires, 2000.

JACOBSON, J.; JACOBSON, A., *Secretos de la psiquiatría.* Mc Graw-Hill Interamericana, México, 2002.

KABBAS A., LILCHTMANN A., *Inmunología celular y molecular.* Editorial Mc Graw Hill. 4 edición. España, 2002.

KANDELLE E., SCHAWARTZ J., *Principles of neural science.* Mc Graw Hill. 4 edición. 2000.

KAPLAN, H.; SADOCK, B.; GREBB, J., *Synopsis of psychiatry*. Williams and Wilkins, Baltimore, 1997.

KAPLAN, H.; SADOCK, B.; GREBB, J., *Tratado de psiquiatría*. Intermédica, Buenos Aires, 1997.

KAUFMAN J., KAUFMAN S., "Assessment of structured socioeconomic effects on health". *Epidemiology*. January 2001. Vol.12 (1). Pág. 157-167.

KENDLER,. K.; KARKOWSKI, L.; Prescott, C. "Causal relationship between stressful life events and the onset of major depression". *American Journal of Psychiatry*. Vol I (4), 837-841. 1999.

KIECOLT-GLASER J., MC. GUIRE L., ROBLES T., GLASER R., "Emotions, Morbility, and Mortality: New perspectives from Psychoneuroimmunology". *Annu. Rev. Psychol.* 2002. Vol. 53. Pág 83-107.

KRISTEON M., ERIKSEN H.R, SLUITER J.K, STARKE D., URSIN H. "Psychobiological mechanisms of socioeconomic differences in health". *Social Science and Medicine*. Article in press. December 2003.

LLINÁS, R., *El cerebro y el mito del yo*. Editorial Norma, 2002.

MARTIKAINEN N. P., BARTLEY M., LAHELMA E., "Psycho-social determinants of health in social epidemiology". *International Journal of Epidemiology.* 2002, Vol. 31. Pág.1091-1093.

OCHOA, C., *Depresión.* Colección "Médico en casa" Edimat Libros S.A., Madrid, España, 2003.

PICHOT, P., LOPEZ, J.; ALIÑO, I.; VALDÉS, M.; *Manual Diagnóstico y estadístico de los trastornos mentales: DSM IV.* Masson, Barcelona, 1995.

POSADA, J., *Estudio Nacional de Salud Mental.* Ministerio de Protección Social, 2003.

PURVES D., *Invitación a la neurociencia.* Duke University. Editorial Panamericana, 2001.

RODRÍGUEZ DE CASTELLANOS, C. *Violencia intrafamiliar,* Bogotá, 2006.

SALIN-PASCUAL, R., *Los trastornos afectivos para médicos no psiquiatras.* Galo Editores, México. 1997.

SEBASTIAN, L., *Cómo superar la depresión posparto.* Ed. Aguilar, Bogotá, 2006.

THAYER J., RUIZ-PADIAL E., *Neurovisceral integration in emotion and health.* International Congress Series, 1241. 2002. Pág. 321-327.

WAGNER, K., "Recognizing and understanding major depression in children and adolescents". *Mentalfitness.* I (I): 35-37. 2002.

Algunas páginas web relacionadas con el tema

http://www.biopsicologia.net/fichas/page_8370.html

http://www.eutimia.com/tests/hdrs.htm

http://www.psicologia-online.com/test/depresion/

http://www.depresion.org

http://www.depresion.psicomag.com/

http://servicios.elcorreodigital.com/auladecultura/enriquerojas1.html

Correo electrónico de los autores

dzurregom@unal.edu.co

cafloridoc@gmail.com